認知症でも心は豊かに生きている

認知症になった
認知症専門医
長谷川和夫100の言葉

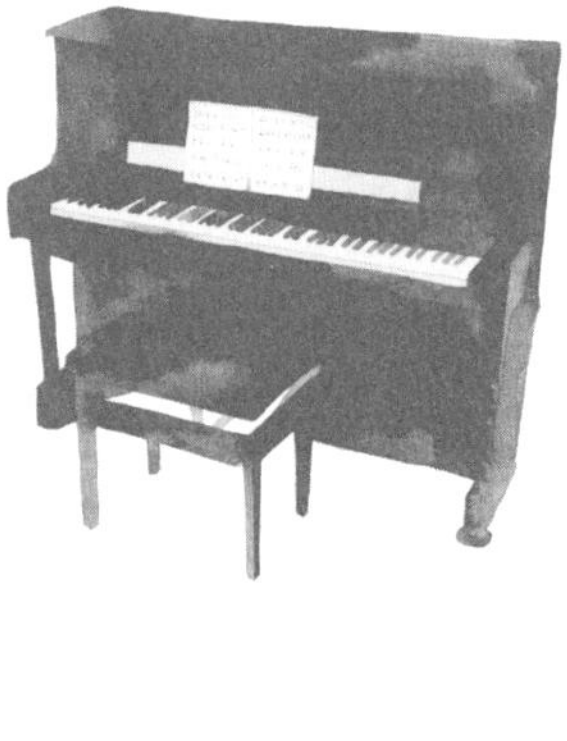

長谷川和夫

中央法規

はじめに

「人生100年時代」「認知症700万人時代」に自分らしく生きる

2017年に認知症になって以来、自分が認知症であることを公言してきました。長年認知症を専門に研究してきた私でも認知症になることを、多くの人に知ってもらいたい。それが公表した理由の1つです。

長寿化が進み、「人生100年時代」といわれますが、それらが進めば、高齢になると増える認知症の方も増えていくでしょう。2025年には「認知症700万人時代」になるといわれています。※

もちろん予防は必要ですが、年を取れば誰もが認知症になりえるので

※「新オレンジプラン（認知症施策推進総合戦略）」より

す。認知症の人がいることが、当たり前の社会になっています。

一方、認知症の告知を受け入れられず、絶望してしまう人は少なくありません。「認知症になったら人生が終わりだ」と思い込み、なかなか病院に行けずに症状を悪化させる。家族は家族で、身内に認知症の人が出たら老人ホームに入れることばかり考える。そんなケースが多いのではないでしょうか。これでは本人も家族も不幸になるばかりですね。

私が認知症であることを公言したもう1つの理由は、認知症が特別な病気ではないことを伝えたいためです。認知症とは暮らしの障害です。暮らしは周囲の人との関わり方によって、いくらでも改善できます。認知症になっても、自分らしい生き方を続けることができるのです。

こうしたことを、認知症になることが不安な高齢者や、高齢者を親に持つ方々に知ってほしいと思ったのが、本書執筆の動機です。

本書は認知症に関して私が伝えたい100個の言葉で成り立っています。なるべく簡潔に伝えられるように、要点を絞った上で、紡ぎ出しました。認知症を正しく理解するため、家族や周囲の人が認知症に対する心構えをするため、認知症の人のケアに必要な「パーソン・センタード・ケア」という考え方を介護従事者が知るため、そして、認知症の人が安心して暮らせる町・国づくりをするための一助になれば、認知症の研究者として、そして認知症当事者として、これ以上嬉しいことはありません。「私、認知症なのですよ」と気軽に語れる世の中になった先にこそ、本当に幸せな生き方が待っているのです。

2020年7月　長谷川和夫

認知症でも
心は豊かに生きている

認知症になった認知症専門医
長谷川和夫100の言葉

著者　長谷川和夫

目次

第1章 認知症を恐れるあなたへ

第2章

身近な人が認知症になったら

第3章 認知症介護に必要なパーソン・センタード・ケアとは？

第4章
認知症700万人の時代を生きる心得

序章

認知症研究の第一人者が認知症になってわかったこと

1

「本物の認知症研究者」

自分が認知症になり、私もようやく本物の認知症研究者になれたのではないかと思っています。

私は3年前に認知症になりました。家の鍵をかけたかどうか、はっきりしなくなり、何度も玄関に戻るようになりました。今日が何月何日かわからず、知っているはずの場所にたどり着けないこともありました。

認知症を専門にして50年以上。だいたいのことはわかっているつもりでした。その自分が認知症になるとは思わなかったのですが、いざなってみて思うのは、認知症の人の本当の痛みを知ることができたということです。以前、「あなた自身が認知症になって、初めて本当のことがわかる」といわれたことがありますが、今その言葉を実感しています。

2

「変わらない自分」

認知症の症状が進んできているという自覚はあります。しかし、自分自身は変わっていないと思うこともあります。

認知症が進行したからといって、まったくの別人になってしまうわけではありません。自分の経験からもはっきりしていますが、人間の生は連続しているのです。認知症になっても、私は私のままであり続けています。今日の私は昨日まで生きてきた続きの自分です。認知症の人にとって、認知症になった自分とそれ以前の自分には、そんなに大きな差がないのです。だから、認知症の人に接する時は、以前のその人とは違う特殊な人なのだとは思わずに、変わらぬ目線で接してほしいと思います。

3 「固定された状態ではない認知症」

認知症になって実感したのは、認知症は固定された状態ではないということです。

認知症になる前と後でも人間の生は連続していますが、そもそも認知症自体にも普通の状態との連続性があるのです。たとえば私の場合、朝起きた時は調子がよく、午後から夕方になると混乱がひどくなります。でも、一晩眠ると元通りに頭がすっきりしているのですよ。

認知症は固定の状態があり、一度なったら元の状態には戻れないと思われがちですが、実際は普通の時と行ったり来たりすることがあるのです。専門医である私自身、自分がなるまで気づきませんでした。なったらそれっきりではないことを、たくさんの人に知ってもらいたいですね。

4「ごまかせない」

認知症の人に対して、その場しのぎの答えや生半可ななぐさめは通用しないことがあることを知っていただきたい。

認知症になった人が真剣な表情で訴えているのに、相手が適当にあしらったり、その場しのぎの嘘でやりすごしたりする状況はよく見かけます。「まともに話ができない」と思って、本人の前で人格を傷つける内容が話される場合まであります。でも、認知症になったとしても、ばかにされた時の嫌な思いや感情は深く残るものです。

「相手は認知症だから大丈夫だろう」と、よく知らない人は思いがちですが、尊厳をもって扱われていないことは、認知症になってからでもわかります。認知症になっても同じ人間。普通に接するのが当然です。

5 「認知症の人の住環境」

認知症の人の住空間は
豪華で洒落たものがいい、
というのは間違いです。

環境の大きな変化が起こると、一般にお年寄りは心身のバランスを崩しやすくなります。住環境を整える上では、部屋の豪華さよりも、認知症の人が環境の変化に順応しやすいように配慮することが大切です。落ち着いた環境で、優しく親しみのある雰囲気づくりを心がけてください。

たとえば老人ホームに入居する際、なじみのある家具なども一緒に持ち込むと、環境の変化が緩和されます。家に親を呼び寄せるなら、なるべく早いうちに同居生活を検討したり、可能ならば親が元の家に帰りたくなったら帰れる準備をしておいたりするのがいいと思います。

6 「デイサービスとショートステイ」

デイサービスとショートステイを体験して思ったことは、「悪くないな」ということでした。

老人ホームでのショートステイは結構居心地のいいものです。職員から「長谷川さん、お食事ですよ」とか「体操の時間ですよ」とか、明るく声をかけられると、こちらも参加しようという気持ちになれますね。デイサービスもなかなかです。私が楽しみにしているのは入浴サービス。至れり尽くせりで、まるで王侯貴族になった気持ちですよ。

ショートステイの利用中に、生活のにおいがする我が家に戻りたいと思った瞬間もありますが、家族だけに負担をかけないように、せっかくあるサービスを利用してみることも大事だと実感しました。

「美しいものに触れる生活」

7

認知症の症状が進んだとしても、絵画や音楽といった美しいものに触れる生活を過ごしていきたいと思います。

私たちの認知機能は、左の脳で行われています。言葉のやり取り、物事の判断や理解、記憶などです。その働きが認知症になるとぐっと落ちてしまい、右脳の働きが相対的に高まります。右脳は感情、意欲、芸術の鑑賞、などのことをやっているところです。

認知症が進んでも、うれしい、悲しいといった喜怒哀楽の感情は残るといわれます。私自身認知症になって感じるのは、絵画や音楽といった芸術が、心をとても落ち着かせてくれるということです。美しいものに触れると心が刺激され、癒され、満たされるのを感じます。

8 「今を生きる」

大事なのは今を生きること。
今日ある今を生きることです。

認知症になると、時間の感覚がなくなってきます。物忘れが増え、その時その時の今だけを見ながら生きていくことになります。このような状態を悲観する人は多いと思います。しかし、悩み苦しんでも、かえって悪くなるばかり。今を大切にし、人とのつきあいを大切にしながら、楽しい気持ちで日々を過ごすことが大事ではないでしょうか。

その上で私が心がけるのは、明日やれることでも今日手をつけること。本を書きたいなら、序文を1行でもいいから書いてみる。手をつけると未来に足を延ばしたことになり、安心できるし楽しみも増えますよ。

9 認知症と信仰

認知症になったらなったで仕方がない。こう思えたのは、信仰とも関係があるでしょう。

認知症になったことがショックでなかったといえば嘘になります。でも誰もがなりえるのだから、なったものは仕方がない。これが正直な感想でした。そのような心境になれたのは、信仰の影響もあります。神様が信仰を与えてくださり、慈愛とともに見守ってくださるという安心感があるので、事態をありのまま受け入れる気になったのかもしれません。

認知症に限らず、難しい病気や困難に襲われた時、自分一人で考え込んでも気が滅入るばかりです。そうした時、教会に行ったり、お寺でお坊さんの話を聴いてみたりすることが役立つのではないでしょうか。

10

学歴と認知症

学歴や職歴、本人の意思の強さにかかわらず、認知症は年を取れば誰もがなる可能性があります。

年を取れば取るほど、認知症になる確率は上がります。認知症の予防を研究してきた私でもなるくらいです。１００歳まで生きることが珍しくなくなった今、どんなに気をつけても、誰でもなる可能性があります。どなたも向き合わざるをえないのが認知症だということを強調しておきたいです。人間誰しも老いていくのと同じで、自然の摂理なのです。

だとすれば、「なったらそれでおしまいだ」と考えるのでなく、「ああ、自分もなったんだな」と受け入れて、認知症とうまくつきあいながら生きていく。そのほうがいいと思うのです。

11

「不便と不幸の違い」

認知症になったのは不便なことですが不幸なことではありません。

誰もが認知症になる可能性があると書きましたが、それは絶望ではありません。認知症になったからといって、それまでの自分とまったく違う自分になってしまうわけではないのです。

認知症の本質は何かというと、暮らしの障害です。朝起きて、ご飯を食べて、出掛ける準備をして、後片づけや洗濯をして……こうした今までの暮らしがうまくいかなくなることです。確かに不便ですが、これらは周囲との関わり方によって随分違ってきます。すごい障害だと思い込まず柔軟に対処すれば、案外そうでもなくなることがありえます。

12 「神様の恩寵」

人はやがて死を迎える。その準備をする中で、認知症が死への恐怖を緩和してくれるのではないかと思います。

私は心臓に病気があるので、発作に備え、いつも薬を持ち歩いています。そんなこともあり、以前から死についてよく考えていました。死の世界がどんなものかはわかりません。天国に行くか、地獄に行くか。いずれにしても、死ぬのはやはり怖いですよ。真っ暗な闇ですから。

そんな私にとって認知症は、死への恐怖を思いつめず、毎日を精一杯生きるように差し向けられた神の恩寵ではないかと思えるのです。どんなに悩もうが、やはり生きているうちが花。今という時間を大切に生き、最後は一回きりの死を上手に受け入れ、旅立っていきたいです。

13 「認知症と社会貢献」

認知症の自分であっても、持っている知識・経験を他人様のお役に立つことができるよう、これからも努力して行こうと思っています。

私が認知症だと公表した理由は、突きつめれば自分自身がよりよく生きていくためです。私には、認知症になってからも変わらない、他人様や社会のために、少しでも役に立つことをしたいという願いがあります。

専門医である私が自分の体験を伝えれば、認知症になっても普通に生活していると多くの人にわかってもらえると思ったのです。多くの人が理解してくれれば、認知症の人の環境にもプラスになるはずです。どこまで役に立てるかはわかりませんが、認知症のありのままを伝えていきたい。それが自分の生きていく道ですから。

14

「みんな違ってみんな尊い」

認知症の人だって、
みんな違ってみんな尊い。
このことを忘れないで
接してください。

認知症になってからも、人は連続した人格を保っています。その人格は、誰1人として同じではありません。世界中を見渡しても、私という人間と同じ生活歴で、同じ考えを持っている人は私以外いません。だからこそ、人間は誰もが尊厳を持った大切な存在です。認知症になって、その人らしさが失われたように見えても、あるがままのその人が尊いことに違いはありません。認知症の人と接する際、何よりも心に留めておいてほしいのは、認知症の人も自分と同じ「1人の人間」であり、この世にただ1人しかいない唯一無二で尊い存在だということです。

序章 チェックリスト

- □ 認知症になっても、何もわからない別人に変わってしまうわけではない

- □ 認知症は固定された状態ではなく、症状にも波がある

- □ 認知症になっても喜怒哀楽は残る

- □ 認知症は自然の摂理、誰でもなる可能性がある

- □ 認知症の人も「唯一無二の存在」なので、敬意を持って接すること

第1章

認知症を恐れるあなたへ

15

「心は生きている」

認知症が進んでも
心は豊かに生きています。
感性はむしろ
研ぎ澄まされています。

認知症で著しい物忘れなどの障害が起きても、感情の動きがなくなったり、何もかもわからなくなったりするのではありません。序章でも書きましたが、認知機能が衰えても、右の脳が司る感性の働きは健在なのです。喜怒哀楽や悩み、希望、豊かなものを求める気持ち、年配者としての誇り、他者や子どもを慈しむ気持ちなどは、うまく表現できないにしても、溢れるほどに秘めています。その反面、感情の抑制がきかなくなり、些細なことで怒ったり落ち込んだりすることもあります。いざ自分が認知症になった場合の心構えとしても知っておいてほしいものです。

「プライド」16

認知症になっても
人としてのプライドを
失うわけではありません。

認知症の人には何をいっても伝わらないだろうと、ばかにした態度を取る人がいます。こういう人は、認知症になったらどんな扱いをされようと何もわからないと思い込んでいるのではないでしょうか。

感性と同様に、認知症になっても人としてのプライドは残ります。存在を無視されたり、軽く扱われたりした時の苦痛や悲しみは、誰もが体験していることでしょうが、それは認知症になっても同じなのです。話をする時には敬意を払ってほしいと思います。認知症の人が何もいわないのは、必ずしも現状をわかっていないからではないのですよ。

17 不安と混乱

認知症になると、
本人も不安を感じ、
混乱することを実感します。

認知症の進行の一例を挙げると、まず時間の感覚がなくなり、次に場所の感覚、人物の認識能力の順になくなります。時間の感覚がなくなると、過去を順序立てて思い出せず、過去と今の区別がつかなくなります。それでも感情や自意識は健在ですから、状況が飲み込めず失敗をしてしまう自分をもどかしく思い、自信をなくしてしまいます。このために心が不安定になり、意志の疎通がさらに難しくなることもあります。

認知症の症状によって当事者がこのような不安を抱くことがあるのを周囲の人が理解するかしないかで、介護の質は大きく変わってきます。

18

「認知症はありふれた病気」

認知症はれっきとした病気、高齢期にありふれた病気です。

恥ずかしいことでもみっともないことでもありません。

認知症であることを恥ずかしく思い、隠したいと思う人がいるかもしれません。でも、前にも述べたように、認知症は長生きをすれば誰でもなりえる病気です。年を取ったのだから当たり前のことなのですよ。

私には、認知症であることを隠したくなる気持ちはありません。もちろん、自分が認知症であることを周囲にいう、いわないはそれぞれの自由です。でも、私自身は認知症であることを周囲に伝えて、認知症だとわかってもらった上でつきあっていくほうが、認知症とうまくつきあいながら生きていけるので、よいのではないかと思うのです。

19

認知症の早期診断

認知症の早期診断を受けることで、これからのことを自分でも、そして家族とも考えることができます。

「自分は認知症かな」と思っても、当人は恥ずかしさや不安から病院に行かず、周囲の人も、本人を気遣ったつもりで病院に連れていくのを先延ばしにする。その結果、認知症の症状を悪化させ、できるはずだった対処法を受けるタイミングを失って後悔するケースは少なくありません。認知症は恥ずかしいことではないのです。早めに医師に相談しましょう。

早期診断を受けるメリットの1つは、自分の今後を家族と一緒に考えられる点です。自分に判断する能力があるうちに、医療や介護サービスの利用、財産管理の方法などを、自らの意志で決めておけるのです。

20

「認知症の診断と注意点」

記憶障害、認知機能障害、BPSD。この3つが確認されると認知症と診断されます。注意すべきことは、意識障害やうつ病と区別することです。

認知症か否かの診断には、記憶障害、認知機能障害、ＢＰＳＤ（認知症に伴う行動・心理症状）という３つのポイントがあります。記憶障害には、直前のことを忘れる短期記憶障害、昔のことを忘れる長期記憶障害のほか、体験したことの全体を忘れるエピソード記憶の障害がありま す。認知機能障害とは、ものごとを正しく理解して適切に実行することが難しくなるものです。ＢＰＳＤとは、前２つの障害の影響で二次的に起きる症状で、妄想や歩き回りなどがあります。これらは意識障害やうつ病の症状と混同されがちなので、正確な診断が大切です。

21

「アルツハイマーと脳」

アルツハイマーになると、数年の間で脳の重さが急速に減少してしまいます。すると、それに対応できず、認知症を起こしてしまうわけです。

認知症にはいくつもの種類があるので、それを簡単に紹介しておきます。まずは最も多く見られるアルツハイマー型認知症です。

私たちの脳は、年を取るごとに神経細胞が少しずつなくなっていきます。30歳から80歳までの50年間で、脳の重さは100グラムぐらい軽くなるのですが、その一方で残った神経細胞からたくさんの連絡網が出てきて、失った神経細胞の代わりをします。ところがアルツハイマー型認知症になると、病気が起きてからたった数年で100グラム減少してしまうのです。これには対応する術がなくて認知症を起こすわけです。

22 認知症の進行は遅らせられる

根治が難しいアルツハイマー型認知症でも、進行を遅らせる薬があります。

アルツハイマー型認知症は、時間、場所、人物についての記憶が約3年ずつかけて失われていく、根治することが難しい、つらい病気です。

それでも現在は、症状の進行を遅らせることができるドネペジルという薬があります。ほかにも軽・中度のアルツハイマー型認知症や記憶障害の治療に用いられるガランタミン、リバスチグミンや、脳細胞の損傷を防ぐメマンチンが抗認知症薬として使用されています。なるべく早く認知症の診断したほうがいいのは、これらを用いて進行を抑えることが期待できるからでもあります。

23

「晩節期の認知症」

私がなった「晩節期の認知症」は、80歳を過ぎてからなる認知症で、今後はどんどん増えてくるタイプの認知症でしょう。

アルツハイマー型に次いで多いのは、脳卒中などによる脳の血管障害である、血管性認知症です。認知症にはほかにもレビー小体型認知症という男性に多く、大脳と脳幹の神経細胞内にレビー小体という異常なたんぱく質が作られて起こる認知症や、脳の前頭葉、側頭葉に異常なたんぱく質が蓄積されて起こる前頭側頭型認知症などの種類があります。

私がなった嗜銀《しぎん》顆粒《かりゅう》性《せい》認知症《にんちしょう》は、脳の記憶を司る部分などに嗜銀顆粒という異常なたんぱく質がたまる、高齢期に多い認知症です。私は「晩節期の認知症」と呼んでおり、今後、急増していくでしょう。

24

「若年性認知症」

65歳未満の健康的な人でも認知症を発症することがあります。つまり、認知症は誰にでも起こりえるものなのです。

若年性認知症とは、65歳未満で発症する認知症のことです。高齢期に加速する神経細胞の消失やほかの疾患もなく、元気に暮らしていた方が突然発症します。このように誰もが認知症になりえるのです。

高齢期の認知症と比べると発症率は少ないのですが、現役でバリバリ働き、家族を支える大黒柱が突然なる可能性があるのですから、影響は深刻です。さらに一般の人だけでなく、医療従事者の理解も不足しているため、これらの人々の苦しみは深いのです。若年性認知症は認知症が持つさまざまな問題を浮き彫りにしているといえます。

25

「生活環境次第で」

認知症になっても生活環境次第で「本当に認知症なのか?」といわれるくらい見違えるようになる人もいます。

認知症は誰もがなりえる病気だと知って、こわくなった方もいるかもしれません。しかし、前にも述べましたが、認知症は暮らしの障害であり、大事なのは暮らしがうまくいくかどうかだということを知っておいてほしいです。それまで当たり前のようにできていた普通の暮らしができなくなるのはとても不便ですし、不安やイライラを抱えるでしょう。

でも、周囲の力も借りれば障害の程度は緩和されます。さらに、「味噌汁の具を切ってください」といったお願いをし、認知症の人が家の中で役割を持てると、見違えるように元気になっていくケースもあります。

26

「刺激のある生活、刺激のない生活」

刺激のない生活は認知症の進行を早めるといわれています。

序章では認知症の人は生活環境の急激な変化に適応しにくく、なるべく環境を変えない工夫が必要だと述べましたが、とはいえ、全く刺激がない生活もよくありません。家に閉じこもりっきりで何もすることがなく、退屈、無為、無意味といった気持ちしか持てない暮らしは、異常な行動や事故につながることもあります。適度な運動をするとか、デイサービスなどに参加して社会性を持つなど、程よい刺激が欲しいです。

重要なのは誰かと一緒に何かをするなどして疎外感を持ち続けないこと。認知症の人だけでなく、認知症を予防する上でも大切なことです。

27

「認知症予防に効果的なこと」

頭を働かせる習慣を持つことは認知症予防によいとされていますが、私の場合、もっともよいのは「書くこと」でしょう。

認知症の予防には、適度な刺激とともに、頭を働かせる習慣を持つことが有効です。認知症の発症に関わる脳の神経細胞は、年を取るにつれ減りますが、残っている神経細胞の枝葉である連絡網を豊富にすることで、認知能力が保たれます。そのためには頭を使うことです。

私の場合、もっともよいのは書くことです。まめに手紙を書いたり、日記をつけたりします。特に日記は1日を振り返って記憶をたどることになりますから、よい頭の体操です。頭の中で考えをまとめて表現するという意味では、俳句や短歌、絵を描くなどの趣味もいいと思います。

28

「周りの人を頼る勇気」

認知症になって過去の記憶がすっぽり抜けても不安に思うことはありません。なぜならば、あなたの周りがそれらを覚えてくれているからです。

いくら予防を心がけても認知症になる可能性はあります。序章で私は、それまでに自分がした行動を忘れてしまうことがあると書きました。認知症になると、過去のある出来事を忘れてしまうことがあるし、少し前のことすら忘れてしまうこともあります。これから先のことも不安になり、「今、ここ」しかはっきりしない状態になってきます。

それでも周囲の人が自分を覚えていてくれるなら、不安に思う必要はありません。自分がどこに帰ればいいかがわからなくなっても、周りの人が助けてくれるはずですから。人間の絆があれば大丈夫です。

「老いることとは？」

29

老いることは生きることであり、生きることは老いること。それは「独自性」があり、「一回性」であり、「現在進行形で終わりがない」ということです。

誰でも年を取り、いずれは死にます。避けることのできない自然の摂理です。年を取ると認知症になりやすくなるのもそうです。何もできない身体になり、何も考えられなくなったとしても、生きていき、死へと向かっていくプロセスは進行するのです。行動する（ｄｏｉｎｇ）でなく、存在する（ｂｅｉｎｇ）が老いの本質だと思います。

よくよくしても時間は均しく過ぎていきます。大事なのは、今日ある今を生きること。苦しいこともあるでしょうが、認知症が進行していても、生きているうちが花だと思うのです。つらくても朝は必ず来ます。

30 to endure

長生きするのは、大変です。歩けなくなったり、歯が抜けたりなど不都合も多々起きます。しかし、それでも「これじゃいかん」と耐えて、奮い立たせて生きる。これが、長生きする者の姿じゃないかと思います。

１０５歳まで生きた医師の日野原重明《ひのはらしげあき》先生は、高齢者の新しい生き方を提唱する「新老人の会」の３つのモットーの１つに「耐えること」（ｔｏ ｅｎｄｕｒｅ）を挙げています。

老い自体は美しいことではありません。予期しない病気も襲ってくるし、能力も低下します。しかし、高齢になると耐える力が出てきます。私も認知症になって転びやすくなりましたが、それでも歩き続けています。転べばやれやれと思いますが、くよくよしても仕方がない。認知症に耐えながら気持ちを奮い立たせるのが、長生きする者の矜持です。

31

「認知症をカミングアウトできる社会」

「自分は認知症なんです」といえる社会が大事です。なぜなら暮らしは、周りの人との関わり合いが不可欠だからです。

認知症と上手につきあっていく上では、自分が認知症であることをいえる社会であることが大事です。前にも述べましたが、認知症の本質は暮らしの障害。暮らしとは周囲の人との関わりによって変わるのです。

そもそも人の営みのすべては多くの人によって支えられているものです。それは認知症の人でも変わらないし、むしろ認知症になったからこそ、周囲の人のありがたみがわかるはずなんですね。周囲の人たちに支えられているという自覚を持つことは、病気を抱えながら老いていくことの苦悩に耐えていく上で、きっと力になるはずです。

Column

1 ・ 正しい認知症の予防法とは？

認知症は年を取れば誰もがなりえるのですが、それでも脳の働きに関わることですから発症の可能性を減らせるよう予防を心がけましょう。

認知症の予防で欠かせないのが、認知症の原因疾患であるアルツハイマー病と脳血管障害に関わる、高血圧や肥満などの生活習慣病の予防です。**普段から、食事に気をつけることと運動をすることを心がけましょう。**

食事では塩分を控え、原則1日10グラム以内に抑えたいものです。肉ばかり食べていると、血中コレステロールを増やす飽和脂肪酸が増えてしまいます。一方、魚の脂肪には血中コレステロールを減らす不飽和脂肪酸が含まれています。動物性たんぱく質や脂肪は魚からとる。**魚料**

理が認知症にいいというエビデンスはたくさん出ているのです。ビタミンやミネラルの多い果物や野菜も豊富に食べるなど、健康的な食生活を目指してください。

適度な運動や体操もいいと思います。散歩が手軽でおすすめですが、ぶらぶら歩きでなく、歩幅を1・5倍にして、かかとから先に地面に下ろすようにして、両手を振ってさっそうと歩くとより効果的です。しかし、**1人だとなかなか続きません。グループで行ったり、集まる機会を設けたりするのが大事です。**定期的に日帰り旅行会を開いたり、順番に健康食レシピを発表したりするのもおすすめです。人と人とのつながりを大切にすることも認知症の予防に欠かせません。お互いが支え合って1つの目標に向かって進んでいくことは自己実現にもなり、生きがいにつながると思います。

第1章 チェックリスト

□ 認知症は恥ずかしい病気ではないので、周囲に伝えても構わない

□ 認知症の早期診断を受けることで選択肢は増える

□ 生活環境次第で見違えるように元気になることもある

□ 刺激のない生活は認知症の進行を早める可能性があるので、適度な運動や頭を働かせる習慣を

□ 認知症で自分のことがわからなくなっても、人間の絆があれば大丈夫

第2章

身近な人が認知症になったら

「正しい認知症の知識」

35

正しい知識がないために認知症には多くの誤解が生じています。

認知症の人を支える家族の方々には、認知症の基礎知識を持ってほしいです。正しい知識がないために多くの誤解が生じるからです。

たとえば多くの認知症では最初に記憶力の低下が起こりますが、これを高齢者にありがちな物忘れだと考えて診療を先送りしてしまいがちです。しかし、認知症の場合には、「体験の全体を忘れる」「時間や場所の見当がつかないなど認知障害へと進行する」「忘れること自体の認識が困難になる」「生活に支障が生じる」などの特徴があります。

ただの物忘れだと決めつけず、早く診断を受けるべきなのです。

36

「千差万別の認知症」

認知症は千差万別。原因疾患も、脳のどこに障害を受けるかも、そしてその程度も、です。

私たちは常に周囲から多くの情報を受け取り、過去から蓄積された知識や記憶と照合しながら状況を判断し、適切な判断を下しています。これを行うのが認知機能です。脳の神経細胞がネットワークを作り、情報の処理を司ることで、認知機能は働きます。認知症は、この認知機能が何らかの障害を受けることで起きてしまう。つまり、必ず原因になる病気があるのです。

原因になる病気が何で、脳のどこにどの程度の障害を受けるかは人によって違います。ですから認知症ケアでは個別的な対応が大切です。

37

「自分自身の喪失」

認知症の人が喪失するのは、自分の所有するものではなく、まさに自分そのもの、「ｓｅｌｆ」なのです。

認知症になると、自分そのものとしかいえないものも喪失します。優れた音楽家であり、僕に信仰の大切さを教えてくれた岩切健牧師は認知症に苦しみ、次の走り書きを残し、２０００年に亡くなりました。

「僕の心よ／全ての思ひの源よ／再び帰ってきてくれ」

これはまさに心のうめきです。岩切牧師のように卓越した音楽家が、才能……それも〝楽しむ能力〟を奪われたのです。当時認知症でなかった私は、これを拝読して言葉を失いました。認知症の方のこうした喪失の体験と心の痛みを、果たして当時の私は十分に理解していたでしょうか。

38

「失うものと残されたもの」

知的資産や能力を失っていく親しい人の姿を見るのはやりきれないでしょうが、できること、残されている働きを大事にしましょう。

認知症になった人の、以前とはまるで違う姿を目にするのは、家族にとってとても複雑な気持ちになることでしょう。元気だった頃の姿を思い出すと、おそらくつらい気持ちになります。「しっかりしてよ」といいたくもなる時もあると思います。しかし、認知症になってからのその人と向き合う上では、できないことばかりに目を向けるのではなく、残されている能力を大切にすべきです。以前の姿を知っていればこそマイナス点が気になりますが、できることを活かしていけば症状が緩和され、本人も前向きに生きていくようになる可能性が大きいのです。

「過去と現在と未来」

39

過去の記憶がないと現在にも未来にも自信が持てなくなります。だから、不安になったりイライラしたりするのです。

認知症の人がご自分の内的体験をこのように語っておられたのが、非常に印象に残っています。記憶を失うことが本人にとってどういうことか、よくわかりますね。

認知症の症状で記憶を失うというのは、体験の全体がすっぽりと頭の中から抜け落ち、何を忘れているのかさえも思い出せない状態になることです。過去がおぼろげになってしまい、現時点の狭い所しかはっきりしなくなる。そのことに周りの人は思いを巡らせなくてはならないのです。

40

「過去を話すことと未来を語る可能性」

認知症の人が過去を話す際は、たんに過去を回想しているだけでなく、今につながる現実的な物語を語っています。そしてそれは未来を語る可能性すら秘めています。

認知症の人は最近のことは忘れても、遠い昔のことは比較的よく覚えています。昔話というと、過去の回想だと考えがちですが、その人にとっては今につながる現実的な物語でもあるのではないでしょうか。

昔話を話してもらう時間を設けることは、認知症の人の介護にとても有効です。昔話をすることで、不安や焦燥感が軽くなり、自信を取り戻し、生き生きとした表情になることもまれではありません。

自分の生活史を語ることで、自ら人生の意義づけを行えるため、これからを生きていく上でのアイデンティティの再確認にもつながります。

41 「回想の支援」

昔の写真を見せたり、あることがらに関係する絵を見せたりして、回想を支援する。すると、楽しそうに思い出を語り始めることがあります。

現実の生活の中で自信をなくし、混乱しやすいお年寄りも、古い記憶を思い出す（回想する）ことで次第に落ち着いてくることがあります。また、昔話を聞くことで、介護者はより深く相手を理解できるようになります。回想を促すには、若い頃の写真、ちゃぶ台やベーゴマなど昔の品、古いポスターや漫画、それに懐かしい食べ物などが役立ちます。

回想してもらう時に気をつけることは、「今ならこうだ」などと無理に現代へと引っ張ったり、「私はこう思う」などと意見をはさんだりしないことです。まずはのびのびと楽しく語ってもらいましょうね。

42

「安心してもらうこと」

認知症の方には、まずは安心してもらうことが大事です。

私の義父は晩年認知症になりましたが、私たち家族と一緒に食事した時、私たちが誰かがわからず、頭を抱えてしまったことがありました。私はどうしていいかわからなかったのですが、二十歳になる娘が「おじいちゃんは、私たちのことをわからなくなったといっているけれど、私たちは、みんなおじいちゃんのことを知っているから大丈夫よ。心配ないよ」というと、義父は急にほっとした顔をしたのです。

娘の言葉は家族の介護で大事なことを教えてくれました。大切に思うだけではなく、安心してもらうことがまず必要だったのです。

43

「ついつい言い返してしまうと」

物忘れが次第に激しくなると、ついつい「さっきいったでしょ？」「またですか？」と言い返してしまう。認知症の人は、そのストレスと混乱からBPSDを発症しやすくなるのです。

ＢＰＳＤとは物忘れなどの認知症の方なら誰にでも現れる中核症状から派生して起こる症状をいい、暴言や暴力、物盗られ妄想、作話（作り話）、歩き回りなどさまざまです。症状や程度は置かれた生活環境や人間関係により異なり、ほとんど現れない人もいます。

認知症の初期段階では、物忘れをしても「年のせい」と考えて気づかないことがあります。やがて物忘れが激しくなり、周囲に何回も同じことを聞いたりすると、家族の人はついつい苛立った対応をします。認知症の人は、そのストレスと混乱からＢＰＳＤを発症しやすくなります。

「BPSDを理解するには」

44

認知症のBPSDには原因や目的がある。それらを知ると、なぜBPSDを起こしてしまうかの理解が進みます。

ＢＰＳＤは、脳の疾患のために行動の抑制がきかずに起こります。たとえば、認知症の人が攻撃的行為に出るのは、介護者を困らせたいわけではありません。その行動には、プライドが傷ついていたり、話や考え方に行き違いがあったり、体調不良や、不安や恐怖を体験したなどの理由があるのです。

ですから、ＢＰＳＤを起こした人を頭ごなしに怒っても、混乱状態をさらに深めるだけになってしまいます。介護者にとっては大変なことですが、それらの行動の原因を確かめ、適切な対応をしていきましょう。

45 「作話の目的を知ろう」

認知症による物忘れで記憶が抜けると、それを補うかのように作り話が出てきます。

作り話とは、事実とは異なることを話の中に織り込むことです。家にいたのに「昨日は軽井沢に行きました」などといったりします。全体的な物忘れがあると、それを補うかのように作り話が出るのです。

こうした行為は、嘘とは異なり、病気の症状ですから、叱ったり訂正したりしても意味がありません。それどころか、ますます混乱させ、症状を悪化させてしまうことさえあります。作り話を助長させるような合いの手も混乱を深めます。相手の気持ちになって、いったんは受け止め、ゆっくりと事実を納得してもらう必要があります。

46 「盗まれた」と疑われた時には

認知症の人は物がなくなると「盗られた」と家族に疑いをかけることがあります。それに対して「盗っていない」といっても仕方がありません。「もの」がないという事実を受け止めて、一緒に探すことが第一なのです。

ＢＰＳＤの代表的な症状に物盗られ妄想があります。これは物をなくした際、身近にいる人の責任にして「盗まれた」と主張する症状です。認知症による記憶力や理解力の低下が原因なので「盗むわけない」と否定しても納得せず、かえって本人の妄想を助長するかもしれません。

そこで「ありませんか。一緒に探しましょう」といい、安心してもらいます。まずは「なくなった」という主張を受け入れることで、自分は間違ってなかったという自信を持ってもらいます。寂しさや孤独感により起きることが多く、よく話すことで症状が軽減することもあります。

47 「失見当と徘徊」

認知症の人は現在の位置や目的場所がわからなくなって歩き回ることがあります。そうしたら、無理に止めるのではなく、場合によっては「私も用事があるから途中まで一緒に行きましょう」と一緒に散歩に出るのもいいでしょう。

認知症が進行すると時間や場所についての見当がつかなくなることがあります。これを失見当といい、自分のいる場所がわからなくて道に迷ったりします。この状態で家から出てしまうと、外傷を受けたり、山林に迷い込んで不帰の人になったりしかねません。しかし、外出しようとした場合に無理に止めようとすると、激しく興奮することもあります。

そこで、「お茶を飲んでからお出かけください」と他のことに注意を向けたり、「ご飯の後で行ってください」などと引き止めるのがよいでしょう。一緒に散歩して一回りしてから家に戻るのもいいですね。

48
「本能的行動と認知症」

認知症になると、周囲を無視して、本能のおもむくままの行動をとることがあります。自分では病気という意識がなく、これらの行動を無理に止めようとすると、興奮したり攻撃的になります。

第1章で挙げた前頭側頭型認知症には、周囲を無視して本能のおもむくままの行動を取る症状が見られます。買う前に店の商品を食べる、赤信号を渡るなどの行動で、警察沙汰になることもしばしばです。

自分では病気という認識がなく、止めようとすると興奮し攻撃的になります。ゆったりとした気分を取り戻すように対応しましょう。家族自身が怒ってしまえば、興奮や攻撃行動はさらに強くなります。

本人はけっして介護者を困らせたくて行動しているのではありません。認知症のつらく苦しい思いを理解するようにしましょう。

「幻視・幻聴と認知症」49

幻視や幻聴に対しては、即座に否定したり、それにつきあって幻視・幻聴を助長するような態度を取ってはいけません。「へえ、そうなんですか」と受け入れて、そこでとどめておきましょう。

第1章で挙げたレビー小体型認知症に多く見られるのが幻視です。夕方など薄暗い時間帯に起こりやすく、「黒い服を着た人が庭を歩いて来る」とか「ベッドの下に水が流れている」とか「(亡くなっている)お父さんが台所にいる」など、比較的大きなものが、はっきり繰り返し現れます。聞こえないはずの声が聞こえる幻聴も起こることがあります。

幻視や幻聴に対しては、即座に否定するのも、肯定して助長するような態度も、相手を混乱させかねません。本人の主張は受け入れておきつつ、そこでとどめるようにしましょう。

50 介護環境とＢＰＳＤ

認知症に伴うＢＰＳＤは、介護環境を変えることで著しく改善することがあります。

ＢＰＳＤは他にも、子どもから暴行を受けているといった被害妄想、家族に卑猥な言動をするなどの性的な異常行動、便をいじるなどの不潔行為などさまざまです。家族は困った行動をやめてもらおうと必死になりますが、本人に病気の自覚はないので、無理に止めようとしても混乱させるだけです。認知症の人の置かれている状況を理解し、心理を想像しながら、生活環境を整えることが必要になります。異常行動の多くは一過性で、何かのきっかけで軽くなり、消失する場合もあります。

また、介護者の手に負えない時は、医師に相談することも必要です。

「愛とＢＰＳＤ」

51

認知症が軽度・中等度の段階では考える力は残されています。高度になっても心を通い合わせることはできます。十分な愛情を注いで、ゆっくり見守ることでＢＰＳＤがほとんど出現しないことも少なくありません。

認知症が進行すると、多くの記憶を失い、やがて会話することさえ難しくなります。しかし、前にも述べたように、感性は豊かなままです。「施設に行っても覚えていない。だから会いに行かなくてもいい」という家族がいますが、それは間違いです。愛情を表現する術を失っただけで、愛情を感じる心は持ち続けたままです。認知症には根本的な治療法はありませんが、最大の治療薬は優しさ、愛情だと思ってください。その上で抗認知症薬を適切に使いながら、認知症ケアの方法を修得し、自分なりの心の通わせ方を工夫してください。道は必ず開けます。

52 リハビリとＢＰＳＤ

認知症のリハビリは、本人主体で進められますが、周りの人の協力する意識や意欲も重要です。無理にリハビリを行えば、本人を苦しめ、ＢＰＳＤを増悪させる可能性さえあります。

認知機能の低下の進行を抑え、できれば機能の向上を目指し、認知症の人の自立を維持することを認知症リハビリテーションといいます。生活の自立度が高ければ認知機能は維持され、周辺症状は減少します。

リハビリというと、本人が主体的に頑張ることだと思いがちですが、認知症のリハビリは、本人がその主体性を取り戻せるようにすること。また、運動機能のリハビリのような「終点」となる達成段階がないので、本人が納得して継続的に行えるものである必要があります。本人への働きかけや環境づくりなど、周囲の人の意識や意欲も重要になります。

53

「平均8年」

認知症の介護は、周りの人がそれに気づいてから、平均8年近く続きます。

原因疾患の種類や進行の程度によってさまざまですが、認知症の介護は、本人にも介護する家族にも多くの負担がかかります。介護期間は平均8年ですが人それぞれであり、大変な時期がいつまで続くのか、これからどんなことが起きるのか、家族にとっては先が見えにくいのです。

認知症だとわかったら、家族だけではなく、介護のプロ、医師、看護師など関係する人すべてが対策を考え、対応方法を統一する必要があります。症状が軽いうちは対策を後回しにしがちですが、障害が少ない初期こそが大切です。遠慮せず、早くプロたちに相談してみましょう。

54

「1人ではできない認知症ケア」

認知症のケアは決して1人ではできないことを知りましょう。「人に助けを求めるのは面倒だ」「自分のやり方でいいんだ」と思い込まないことです。

長丁場になる認知症の介護で重要な心構えは、けっして1人ではできないと知ることです。自分で考えることは重要ですが、困ったら小さなことでも誰かに相談してください。1人では抱え込まずに、手伝ってもらってください。恥ずかしがらず話し合ってください。「認知症つながり」の友人を増やしてください。これがポイントです。

地域には、必ず高齢者相談窓口がありますし、地域包括支援センターや保健所、家族の会もあります。軽度のうちから利用できる公的な介護サービスを利用していくことも、在宅介護を長く続ける秘訣です。

55

「ゆとりを持った介護とは？」

心理的な距離が離れる。それがゆとりを持った介護、ゆとりを持つということです。

認知症の人の介護は、先の見えない長期間の負担となり、どうしても自分と介護される人との心理的な距離が近づいてきます。そうすると、些細なことが気に障って小言が増え、介護される人もうるさくいわれてストレスがたまり、お互いにいろいろと苦しむことになってしまいます。

そうならないためには、介護者自身も心と健康に気を配りながら介護する必要があります。また、ふだん介護している認知症の方をもっと客観的に見れるように、利用しているデイサービスを見学するなどして、その人が他の認知症の人と過ごしている姿を見るなどの工夫も大切です。

Column

2 ● 「長谷川式認知症スケール」とは？

「長谷川式認知症スケール」は、認知症の診断の物差しとなる簡易知能検査です。１９７４年に「長谷川式簡易知能評価スケール（ＨＤＳ）」として公表し、今も全国の医療機関で使われています。※ 本スケールによって認知症の人が持っている情報の一部を、われわれが引き出させていただくことになると考えています。９つの質問項目によって、どんな種類の認知障害かがわかることで、認知症の方の生活の質を向上させることができるのです。

１９６８年に私は、福祉施設などで認知症の症状がある人の人数を調べ始めました。その際に、恩師である精神医学者の新福尚武先生から、「見立てが昨日と今日とで違ってはいけない。診断の

※1991年に「改訂長谷川式簡易知能評価スケール（HDS-R）」としてリニューアル

物差しを作りなさい」といわれたのが、本スケール開発のきっかけです。認知症があるかないかを、簡単に、なおかつ誰でも測れるような検査法。それを、海外にも参考になるものがなかった時代に作りました。

質問を作る上で、体力が低下した高齢者でも短時間で行えること、知的機能が正常な人なら簡単に答えられるけれども、認知症の人には回答することが難しい質問を並べることを心がけました。

本スケールは補助的な検査法であり、これだけで認知症と診断してはいけません。教育歴や、その時の気力の度合いで点数が変わってきます。本人を日ごろからよく知っている親族等に生活の様子をうかがうなどして、総合的に判断することが大切です。

第2章 チェックリスト

- □ 誤解を避けるために、正しい知識を身に付ける必要がある

- □ 認知症は原因疾患も脳のどこに障害を受けるかも程度も人それぞれなので、個別の対応が大切

- □ 認知症になってできなくなったことより、できることに目を向ける

- □ BPSDの原因を確かめ、適切な対応を心がける

- □ 認知症のケアは決して1人きりではできないことを知り、周りを頼る

第3章

認知症介護に必要なパーソン・センタード・ケアとは？

「忘れがちな介護側の心理的体制のこと」

60

忘れがちなことですが、まずは認知症介護をする側の心理的な体制を整えることが第一でしょう。

第2章の終わりで、ゆとりをもった介護の必要性に触れました。認知症の人は認知力こそ低下していますが、介護者の気持ちには敏感な場合があります。ゆったりとした気分で認知症の人と向き合いましょう。

介護によるストレスを増やさないためには、デイサービスを利用してもらうなどして、介護時間をなるべく少なくしたり、趣味など何か没頭できるものを見つけ、明るい前向きなライフスタイルを心がけたりすることです。もちろん、健康であることも大切です。十分な睡眠、バランスの取れた食事、適切な休息を取ることに配慮してくださいね。

61 認知症の「ケア」とは？

認知症の人の「食事」「排泄」「入浴」を介助することだけが、認知症の人の「ケア」ではありません。

認知症の介護というと、排泄や入浴や食事の世話ばかりが浮かぶかもしれません。しかし、そうではありません。認知症の人の心理的な欲求に寄り添うケアがもっとも重要です。認知症の人に生きがいを持ってもらい、「生きていて良かった」と感じてもらうことが大切なのですから。

認知症の介護がうまくいかない大きな原因に、認知症の人の立場に立たず、心理的な欲求を顧みないことがあります。序章で、人間は誰もが唯一の存在であり、尊いと述べましたが、認知症の介護もこうした考えに基づき、相手の「その人らしさ」を大切にしなければなりません。

62
認知症の人が求める心理的なこと

トム・キットウッドは認知症の人が求めている心理的なこととして5つの要件を挙げました。なぐさめ、愛着、帰属意識、携わること、そして自分らしさの尊重です。

その人らしさを大切にする介護を提唱したのは、英国の牧師であり心理学者でもあったトム・キットウッドという人です。彼は認知症の人の心理的な欲求として、なぐさめ、愛着、帰属意識、携わること、そして自分らしさの尊重の５つの要件を挙げました。

たとえば「なぐさめ」は、気持ちがバラバラになりそうな時、１つのものにとどまることができるように温かさと力を用意してくれます。心が混乱しやすく不安になりがちな認知症の人にとっては、特に欲しているもののはずです。

「居場所や介護の担当者が変わること」

63

自分の居場所や介護の担当者が変わることは、介護を受ける側にとっては安心感や基本的な確かさを失うことにつながります。

引っ越しや介護担当者の異動など、やむをえない場合もありますが、認知症の人の心の安定を考えれば、環境の変化に備えて思い出の品を残しておくなどの工夫が必要です。私も遠くへ旅する時には、不安を和らげるため寝間着を持って行きます。他の認知症の人だって、思い出の品が身近にあるだけでも、心の拠り所になって不安が軽くなるはずです。

こうしたことは、キットウッドが挙げる認知症の人の心理的な欲求の要件の、「愛着」や「帰属意識」と関わるものです。いずれも、生活の中で不確定さや不安を感じやすい認知症の人には特に求められるものです。

64

役割意識

人間は本来何かに従事すること、携わることが個人的に意味のある方法で生活に関与することなのです。その逆は退屈、無為、無関心です。

キットウッドが挙げる認知症の人の心理的な欲求の要件の中の「携わること」は、人間なら誰しもが欲するものです。何かをしたいという欲求は認知症になっても残っています。認知症の人を、ただ「支えられる人」にして、すべての役割を奪わないように心がけてください。

役割というのは別に難しいことではありません。台所仕事が得意ならジャガイモの皮をむいてもらうとか、大工仕事が得意なら小屋を作ってもらうとか何でもよいのです。その人の生活史を知って得意なことを任せれば、認知症の人の心理的な欲求に寄り添った介護につながります。

65

「その人らしさ、その人の物語」

その人らしさ、その人の物語とは、その人の生活の状態や役割を超えたところにある、その人のアイデンティティーです。

キットウッドが挙げる認知症の人の心理的な欲求の要件の残る1つは「自分らしさ」。介護する側から見れば「その人らしさ」です。

人はみんな自分だけの物語を持っています。それは認知症の人であっても同じです。第2章で挙げたように昔話をしてもらうことは、その人の人生独自の物語を意味づける上で有効です。その人らしさが詰まった過去の物語を聴く時間を持ってみましょう。認知症の人から物語を聴くと、さらにその人の考え方や思いを理解できるので、認知症の人の尊厳を大切にし、心理的な欲求を知ることが可能になります。

66

「パーソン・センタード・ケア」

パーソン・センタード・ケアとは、認知症の本人の視点に立ったケアであり、家族や介護職など介護者の視点で行うものではありません。

キットウッドは1980年代にパーソン・センタード・ケアという考え方を提唱しました。パーソンとは「その人」、センタードは「中心にする」の意味で、認知症の人を1人の「人」として尊重し、その人の立場に立ってケアを行おうとする考え方です。パーソン・センタード・ケアは、その人を中心にしたケア、その人の視点に立ったケア、その人の内的体験を理解するケア、その人らしさを大切にするケア、の4つの理念から成り立っています。ちなみに、3番目の内的体験の理解とは、どのようなことを考え、何をしたいと思っているかを理解することです。

67 「doing」ではなく「being」

何ができるかではなく、存在すること。つまり「doing」ではなく「being」を感じて、一緒に歩み、喜び、学ぶ。これがパーソン・センタード・ケアの姿勢です。

第1章で、老いの本質が「ｂｅ・ｉｎｇ（存在すること）」にあると述べました。行動や意思の伝達が難しい認知症の人の立場に立つ介護とは、この「ｂｅ・ｉｎｇ」を尊重することです。最近ではスピリチュアルケア（魂のケア）という言葉も介護現場で使われます。相手の心の奥底を理解して信頼関係を作り、一緒にいることを喜ぶケアという意味だと思います。

認知症の人に限らず、社会全体で「ｂｅ・ｉｎｇ」をもっと尊重すべきだとも思います。各人が厳しい役割を負わされ、役に立つかどうかの価値観で互いをジャッジするなど社会全体が窮屈になっている気がします。

68 「悪性の社会心理」

パーソン・センタード・ケアの逆は「悪性の社会心理」といいます。急がせる、できるのにさせない、途中でやめさせる、無理強いする、無視して放っておく。この5つです。

キットウッドが「悪性の社会心理」として挙げたこの5つは、耳の痛くなることばかりですね。特に「急がせる」「できるのにさせない」「途中でやめさせる」の3つは、時間と労力が足りない介護現場では容易に起きることです。これらは、認知症の人を混乱させ、自信をなくしてしまう原因になるので、時間がないなりの工夫をする必要があります。

「無理強いする」も、本人が乗り気でないのに無理にさせれば混乱を招くばかり。逆に「無視して放っておく」のは、疎外感を強め症状を悪化させます。認知症でなくても誰でも傷つくことには注意が必要です。

69 認知症の人の世界

認知症の人が体験している世界とそうじゃない人の世界には違いがあります。それなのに介護する人は「こっちの世界に来てよ」とついつい考えてしまいます。認知症の人の世界を受け入れましょう。

Ｈ子さんという方は、夕方になると家に帰りたいと言い出す「帰宅願望」がありました。ある時、介護職の方が家に帰りたい理由を聞くと、小学生の子どもに食事を作りたいと答えます。彼女の子どもはもう中年でしたが、Ｈ子さんは過去の世界にいました。そこで介護職の方が「帰ってやらなあかんなあ」というと、Ｈ子さんはほっと安心したのです。

認知症の人の内的体験と行動には、その人なりの正当性があります。ただし、それは認知障害にもとづくので、事実上は間違った行動になるのです。この仕組みを理解しないと永遠にボタンの掛け違いが続きます。

70

「手助けすることと面倒を見ることの違い」

「困ったことがあったら一緒に考え、手助けします」という態度と「全部面倒を見てあげます」という態度はまったく異なります。

困ったことを一緒に考え、手助けすることは、その人の人格を受け入れた上でサポートを行う姿勢です。一方、何から何まで面倒を見るというのは、認知症の人の心理的な欲求に立っていません。先に挙げた「悪性の社会心理」の中の「できるのにさせない」に当てはまりますね。

認知症の人は「やりたいこと」と「できること」のギャップに苦しみ、できないことに深い羞恥心を抱きます。なんとかその場を取りつくろうとしますが、それにも失敗し、次第に自信を喪失し、ＢＰＳＤを起こしてしまうのです。周囲の人はその気持ちを受け止めねばなりません。

71

「認知症ケアがうまくいくための3つの条件」

認知症ケアがうまくいくための生活環境の3条件は、ゆっくりとした時の流れがあること、小規模で家庭的な環境であること、安心できる居場所と役割があることです。

介護職のA子さんは、テキパキと仕事をこなし、入居者にも積極的に声をかけるなど優秀な方でした。ところが、入居者の1人には受け入れられませんでした。その方は家事ができなくなり人間関係にも自信を失っていたので、A子さんのテキパキさに感情を傷つけられ、自分の居場所を奪われる危機感を覚えたのです。介護の技術的な側面にばかり力を注いでしまい、もっとも肝心な信頼関係が結べない事例です。

右の3つは、認知症の介護に必要な条件ですが、特に「ゆっくりとした時の流れがあること」は時間で管理される現代人には難しい課題です。

72 「安心できる場所と自分の役割」

自分の馴染んだ場所や家具は不安感を和らげます。
かんたんな役割でも評価されれば誰でも嬉しいものです。

生活環境には、「小規模で家庭的な環境であること」「安心できる居場所と役割があること」も大切です。「小規模」とはグループホームのような小さい環境が該当しますが、そうでなくとも、朝に味噌汁の匂いが漂ってくるような暮らしの雰囲気に包まれ、馴染みの品が身近にあり、馴染みの人のケアを受けられるだけでも適応しやすいものです。

さらに、デイサービスに行くと自分の決まった席や役割があり、小さなことでも褒められたりすれば、認知症の人が生きていく喜びを持つ1つの助けになるのではないかと思います。

73

「家族にしかできないケア」

家族としての絆、関係性を作ることは、認知症の人に安心感を与え、居場所を見つけるきっかけを与えます。これは家族にしかできないケアです。

認知症の人の立場に立つ介護を行う上では、その人の性格や人生を理解する必要がありますが、ご家族の方々だからこそわかることは少なくありません。気心の知れた者同士の、言葉や理屈でない和やかなフィーリングのやりとりが行える家族の存在は、とても重要なものです。

ただし、家族の人間関係は複雑です。特に認知症になって日常の暮らしが変わり、以前の力関係が変わるなどして関係が良好でないと、孤立して心の平安を失いがちになります。新たに家族としての絆（信頼関係）を作ることは、認知症の人に安心感を与え、家族の結束も強めます。

74

「笑顔の効果」

家族や周りの人の笑顔が、認知症の人に笑顔を
取り戻させるのです。

家の中を歩き回る認知症の夫に「ご苦労様ですね。疲れたでしょう。お茶にしましょうか」と声をかける妻。「ハッハッハ。そうだな」と笑う夫。福岡県在住者のこんな介護体験を聞き、心が洗われる思いでした。

認知機能が重んじられる現在の社会では、誤りがあれば直ちに訂正されがちです。しかし、認知症の人にとって理詰めの話は、むしろ不安感が先立ち、落ち着かなくなります。そういう時には「大丈夫よ」という言葉かけや、笑顔が受け入れやすいのではないでしょうか。笑いは身体の免疫機能を高める働きがありますし、緊張もほぐします。

75

「認知症ケアに必要な3つのスキル」

認知症ケアに必要な3つのスキルは、寄り添うこと、聴くこと、右脳に働きかけることです。

認知症ケアに必要な3つのスキルを1つずつ説明していきます。これらは、コミュニケーションの取り方や絆を作る方法です。

1つ目の「寄り添うこと」とは、相手の存在を全面的に受け入れる姿勢です。たとえば認知症の人が物忘れをした際、「それぐらいの物忘れは気にしなくていいですよ。私のほうで理解しているから、あなたはそのままで大丈夫です」という態度を取ることです。前にも述べたように、認知機能が衰えている人に理詰めの話をしても、ただ混乱させるばかりです。このような場合、まず安心感を持ってもらうことが一番大切です。

76
「聴く重要性」

聴くという漢字は「耳」の傍らに「十四の心」と書きます。認知症ケアにはこの気持ちが大切です。

認知症ケアに必要なスキルの２つ目は「聴くこと」、傾聴です。

認知症の人と接する時には、自分が先に何かいわなくてはいけないと思いがちですが、実際には聴くことのほうが大切です。こちらが先に発言してしまうと、認知症の人はその返事をすることで頭がいっぱいになり、本人が言いたかったことを忘れてしまうかもしれないのです。

介護をしていると、認知症の人が話し出すのを待たずに、ついつい押し付けるような発言をしがちです。こういった状況は、本人を置き去りに介護者側の都合でどんどん事が運んでしまう原因にもなります。

77「待つのもコミュニケーション」

沈黙も大切なコミュニケーションの1つ。長く感じる時間かもしれませんが、とても大切な時間なのです。

認知症の人が言葉を紡ぎ出すには時間がかかります。言葉を選び、文章にし、発語するという手続きが必要なのです。初めて外国人に外国語で話す時を想像してみてください。簡単には話しかけられませんね。

認知症の人の「ゆっくり」は、通常の人が日常生活を送るテンポを基準にしたそれではありません。認知症の人が持つ心の時間に合わせ、言葉が発せられるまで待ちます。「聴くこと」とは待つことにほかなりません。長い沈黙が続きますが、その長い経過はその人が残された力で意思表示をしていくまでの大切な時間です。それを切り捨てないことです。

「時間をかければ」

78

認知症になると自分の考えを整理して発信する処理能力が低下します。しかし、これは時間をかければ自分なりに判断することができることもある、ということです。

第2章で述べましたが、認知症の人とつきあう上では失った力よりも本人に残された力に目を向けるべきです。ものすごい時間がかかったとしても、その人の思っていることが伝わったことを評価してください。「時間がかかるので無理だ」と思うかもしれませんね。でも、「聴く」というのは「待つ」こと。そして「待つ」というのは、その人に自分の時間を差し上げることだと思うのです。時間はとても貴重なものです。それを他の人のために与えているのが介護です。そんな自分の貴重なものを贈り物にできる仕事に誇りを持っていただきたいと思います。

79

右脳に働きかける

認知症ケアにおいて目を見て話すこと、明るく楽しい気分を大切にすることが大事です。これは、右脳に働きかけることともいえます。

認知症ケアに必要な３つ目のスキルは、右脳に働きかけること。若年性認知症になったオーストラリアの女性クリスティーン・ブライデンさんは、「私の目を見て話してください」といっていますが、認知症の程度や相手の視覚、聴覚、言語能力などを考えながら、効果的に話しかけるようにしましょう。１メートル以内に近寄るなどの工夫もいいですよ。

認知症の人との会話では、右脳に関わる感情を重視すべきです。微笑み、和やかさ、明るい声がありがたいようです。明るく楽しい気分を大切にし、話す時にそれを活用すると安心感を与えられます。

80 非言語的コミュニケーション

認知症の人の不安や孤独感が強い時は、手を握る、肩を抱く、背中をさするといった、非言語的コミュニケーションがとても効果的なのです。

前の頁の「右脳に働きかける」には、非言語的コミュニケーションも有効です。私はそのことをアメリカ留学時代に学びました。慣れない英語での対話に不安を持ち、帰国まで考えていた私に、指導医が「言語によらないコミュニケーションの方法だってあるのだから、もう少し頑張りなさい」といってくれたのです。

確かに人間同士の対話には、そっと肩を抱く、目を見合わせるなど、いろいろな方法があります。言語だけに寄りかからない対話は、時に大きな信頼感を生み、心の触れ合いをもたらします。

「簡潔な表現」

81

水道の蛇口を閉め忘れる認知症の方に「使用後に閉めてください」と注意書きしても効果がありませんでした。しかし、「節水」という文字だけを紙に書いてぶら下げたら、うまくいきました。

認知症の人に指示を伝える場合、簡潔な言い方を心がけましょう。水道の蛇口を「使用後に閉めてください」というのを、通常の人は何とも思わないはずです。しかし、認知症の人にはわかりにくい表現です。

指示は1つの話の中で1つだけにすることです。「お食事ができました。手を洗ってきてください」とお願いすると、手を洗って、また部屋に戻ってしまう。「手を洗ってください」と「食事ですから」の2つの情報をいっぺんに与えたからです。「手を洗ってください」といって、洗い終わってから「お食事ですよ」という具合に話すべきです。

82

「シンパシーではなくエンパシー」

シンパシーではなくエンパシー。同情ではなく共感することが大事です。

同情と共感は異なります。他の人の境遇や出来事が自分の心の中で響くことで生じるのが共感で、「かわいそう」などと同情するのは、相手を外から見ている……というか少し上からの目線ではないかと思います。

そうではなく認知症の人と接する際には、同じ高さの目線でいてほしいのです。認知症だからといって軽んじないでほしいし、特別な存在として扱うのもよくないです。この章では認知症の人の立場に立った介護法や対話のスキルを挙げてきました。それらは認知症の人も自分と同じ人間だということを、介護の中で実践することにほかなりません。

83

「苦悩を乗り越えた後の認知症の人の姿」

様々な苦悩を乗り越えて、安定した状態に達した認知症の本人は、過去の記憶からも解放され、未来の不安も少なく、「今、ここ」を生きる存在になられます。

認知症は、よく不可逆的な病気といわれます。一度発症すると、元の状態には戻らなくなるからです。前に述べたように、だんだんと過去が不確かなものになり、「今、ここ」にしか生きられなくなります。

ただ、私が認知症を暮らしの障害であるとも書いたように、病気そのものは克服できなくても、生活の不便さや周辺症状は、周囲の協力次第で克服や改善が可能です。心が安定して気持ちが前向きであれば、「今、ここ」しかわからないなりに、安心して幸せな気持ちで過ごせます。そのような状態こそが、この章で述べた介護方法の目標だといえます。

84

「最後まで残るもの」

自分史のほとんどを消失してしまったある高度認知症の女性は、ＨＤＳ－Ｒの得点は非常に低かった。しかし、歌を歌ってとお願いすると、方言交じりの民謡を鮮やかに歌ったのです。

アルツハイマー型認知症になった私の患者のケースです。彼女はＨＤＳ－Ｒという、私が開発した認知症のスクリーニングテストも受けられなくなるほど症状が進行していきました。それでもかつて日本舞踊のアシスタントをしていた彼女は民謡を歌い、彼女らしさを残していました。

認知機能を司る脳は脳の表面にあり、その下には喜怒哀楽の脳があります。さらに下には、その人らしさが詰まった脳があります。認知症が進行していっても、その人らしさは最後まで残るのです。それは、私たちの接し方によってはっきりと表現されることを彼女から学びました。

85

「認知症ケアがうまくいくと」

認知症ケアがうまくいくと、介護する家族も、本人をあるがまま受け入れ、寄り添う姿勢を取れ、微笑みを浮かべられるようになります。

寄り添うことや笑うことが必要であることを、この章で述べてきました。私が知りあった、ある認知症の男性の一家ではそれが実践されていました。彼は笑いを大切にしていて、その一家はいつもニコニコだったのです。イライラしたくなるような時でも。

笑っていれば、別におかしくなくても、なんとなく心がほぐれてきます。認知症になり、つらい時こそ、周りの方は微笑んで、寄り添ってあげてください。きっと安心して、笑顔が戻ってきます。介護がうまく行けば、周りの人も本人の今の姿を心から受け入れることができます。

「認知症介護を通じて」

86

認知症介護を通じて、介護をする側も日々成長することができます。

認知症の人を受け止めてあげれば、信頼関係を結ぶこともできます。認知症の人をないがしろにする態度を取れば、相手も敏感に感じます。信頼と絆こそが基本でありゴールです。人間に対するセンスを磨くとともに心の余裕が必要です。それには人との絆を豊かに持つことです。

全身の力を抜き、全身を耳にして、笑みを浮かべながら、相手の心の声に耳を傾けましょう。苦しいと思うだけでは乗り切れません。自分自身が快活で笑顔になる必要があるのです。自分を変えていかなければできないことです。

Column

3・介護を手助けする、プロフェッショナルの人たち

私がデイサービスを利用して感心したことは、職員の方たちの仕事ぶりです。利用者のことをよく知っていて、何かあるとすぐに声をかけてくれます。良い人材を抱えている施設は、すばらしい財産を持っています。

87

介護は100%人がする仕事なのです。

良い人材に求められるのは何でしょうか？　小手先の介護技術ではなく、

88

他者の尊厳を支え、十分に配慮された言葉遣いや行動をとり、同情ではなく、共感するためには、介護する人は鋭いセンスを磨く必要があります。

人間に対する鋭い感性、ケアの心を大切にする素質が問われるのです。

これを教育するのはなかなか難しいと思いますが、介護職や看護職の

方は、こうした職業を選択した時点で感性を持っていらっしゃると思います。ですから感性については、いっそう磨きをかけることです。

もちろん、医学的な知識も必要です。早期診断は正しい治療の第一歩。**長い経過をたどる中で医療の果たす役割は暮らしを支えるケアと共に、まさに車の両輪の役割を持っています。**このことは家族の方にも心得てもらいたいです。

認知症ケアの職場は、職人芸の一面があります。ですから、職場で人を育てることが重要になります。それにはいろいろな方法がありますが、**何より、認知症ケアの「師匠」は身近にいる認知症の人自身です。**言葉が出てくるまで待つことの大切さ、何も反応がないようでいて、実はちゃんと感情があること。これらは認知症の人と正面から向き合うことなしには学べません。

第3章 チェックリスト

- □ まずは介護者の心理的な体制を整える
- □ 認知症の人にも「役割」を持たせて、ただ「支えられる人」にはしない
- □ 身体の免疫機能を高めたり緊張をほぐしたりするためにも笑顔が大切
- □ 認知症ケアに必要な3つのスキルは、寄り添うこと、聴くこと、右脳に働きかけること
- □ 認知症の人には、同情するのではなく、共感すること

第4章

認知症700万人の時代を生きる心得

91

「65歳という年齢」

65歳というのは、まだまだ若い。今後もその認識はますます進むでしょう。

日本では65歳以上の高齢者の割合が増えています。そういうと、現役世代の負担が増えることばかりがイメージされがちですが、発想を変えて、65歳以上の人は大きな社会資源だととらえてみましょう。

若い頃は、「早く頂上に着きたい」と必死で山を登っているようなもので、足元ばかり見ています。一方、年を取ってからは、山の頂上から下る時に初めて風景が目に入るように、人生の景色を楽しむ段階です。自分の生きがいを見つけ、社会貢献や社会参加を楽しめる年代ですね。実際にそのような生き方をする65歳以上の方も大勢いますよ。

92

「人生100年時代の認知症」

人生100年時代。90歳以上になると認知症の人の割合は過半数となります。

年を取ると誰でも認知症になる可能性があると述べましたが、国の研究班による平成25年の推計では、年齢別の認知症発症率は、65～69歳が2・9％、70～74歳は4・1％ほどですが、75～79歳では13・6％、80～84歳は21・8％、85～89歳は41・4％と次第に高くなっていき、90～94歳では61・0％、そして95歳以上になると79・5％にも達します。90歳以上では、むしろ認知症の人が多数派になるのです。

多くの人が長生きをするようになり、認知症の人も増えていくでしょう。認知症の人が安心して暮らせる社会を目指していきたいものです。

93

「トップランナーとしての日本」

日本は、少子高齢化対策だけではなく、認知症対策を急ぐ必要があります。

日本は今、経済的にも、国際的問題でも、人間の心の面でも、さまざまな問題を抱えています。その中で、唯一自慢できるのは、世界一の超高齢社会であり、長寿社会であることではないでしょうか。

日本は長寿国のトップランナーで、世界にモデルのない挑戦が続きます。認知症の対策では、高齢化が急速に進むアジア諸国からも注目されています。認知症になっても高齢者が尊厳を持って暮らせる町づくりを日本は目指す必要があると思います。それが長寿社会のモデルとなり、国際社会に誇りを持って発信できる文化となることを切望します。

94

「認知症診療とは」

認知症診療とは、初診という入り口から看取りという出口まで、暮らしの旅を本人と家族と共に考え、支えていくことであると考えます。

認知症の人が、本人の人格が十分に尊重されたケアを受けているかどうかは、介護の質や本人の症状に関係します。小手先の介護技術にとらわれていると、介護放棄や家族崩壊に至ることがありますし、症状も悪化させます。診療では、介護を支えていこうとする姿勢も大切です。

第3章で挙げた「聴く」というスキルは、臨床医にとっても非常に重要です。聴くこと自体が治療の一環であり、介護する家族の不安を落ち着かせる意味もあります。臨床医は過密な診療スケジュールの中でどのように聴く時間を確保し、聴くことを修練するかが問われます。

95

「故・河合隼雄さんの忠告」

河合隼雄《かわいはやお》さんは、生前、認知症医療の現状を「患者は物語を持って病院に行き、診断名だけを貰って帰る」と話されていました。私は、本当に耳の痛い言葉であると思いました。

第3章で挙げたトム・キットウッドは、「認知症は脳の恐ろしい病気」という疾患中心の見方を「オールドカルチャー」と呼びました。そして、認知症は全人格を総合的にとらえた生活に関わるもので、ケアの質により症状が変わるとする見方を「ニューカルチャー」として提唱しました。1997年に出た彼の著書の副題には、「the person comes first」という言葉があります。「まず人ありき」なのです。

診断や治療は大切ですが、あまりにも疾患中心になると、河合さんが指摘するように「人を診《み》る」という原点が抜け落ちてしまいます。

96

「介護職・医師が気をつけるべきこと」

介護職や医師は、家族の介護方法に問題があっても、すぐにはそのやり方を否定しないことが大事です。

私は認知症の人の家族の話を聴く時間を努めて取ってきました。一年中介護に明け暮れて、その苦労が必ずしも報われない上に、周囲の理解が得られないなど、やりきれない悩み、苦しみを持っていらっしゃることがわかり、涙を抑えるのが難しかったことも幾度もあります。

家族が行う介護には、認知症の人にとって望ましくないやり方も見られます。しかし、それらはなんらかの経緯があって仕方なく選択された方法である場合が多いので、頭ごなしに否定しないのが望ましいです。そのような方法に至るまでの家族の心情に配慮することが大切です。

97

「2・5人称」

医療職や介護職は、ある時は、認知症の人の心の中に寄り添って、またある時は専門的な観点から認知症の方本人やその家族とは距離を取るといった、「2・5人称」的な対応が必要なのです。

ノンフィクション作家の柳田邦男《やなぎだくにお》氏は著書で、人の死が家族や身内にとって「私－あなた」の2人称の死であるのに対し、医療職や介護職にとっては3人称の死であると述べています。その上で彼は、看取りの局面では医療職や介護職もそれを超え、本人の物語を理解する努力が必要だと訴えます。この視点を彼は「2・5人称」の対応と表現します。

この2・5人称の対応こそ、第3章で述べたパーソン・センタード・ケアの医療、介護だと思います。専門性に立脚し距離を置いて考えることも必要ですが、ある時はその人の心の中に寄り添う必要もあります。

98

暮らしやすい町

認知症の方が暮らしやすい町は、誰にとっても暮らしやすい町です。

第1章で私は、自分が認知症であるといえる社会になってほしいと述べました。それはどんな社会かというと、認知症の人がたとえ周囲の人のことを忘れても、「みんなが忘れてないから大丈夫だよ」といってフォローしてくれる社会、認知症の人も得意なことを活かせる社会です。

こうしたことを実現するには、みんなが同じ目線の高さに立つ必要があります。また、「おいしい梨が届いたから、あげますよ」といったぬくもりの通う交流が至る所であるような絆の形成も欠かせません。結果として認知症の人だけでなく、みんなのための町づくりになると思います。

99

「地域ケアの作り方」

私たち一人ひとりで新しく「絆」を作り、認知症を含む人々を支えていける。そういう世の中にしていく努力をしなければなりません。

高齢化がさらに進んでいく状況では、私たち一人ひとりが互いに支え合う仕組みを作って、認知症になっても大丈夫な町づくりを進める必要があります。それは認知症の人が中心の町を作るという意味ではなく、心と心がつながる、誰にとっても生活しやすい環境を作ることです。

地域で見守る姿勢を徹底し、夏なら「お疲れでしょう?」といって水をあげたりしながら一緒に話すだけで、その町は心豊かになるはずです。

血縁だけでなく、いろんな人と結ばれていて、心の絆をいくつも持って暮らしていける社会にしていく。これが地域ケアだと思いますね。

100 「希望の光」

他者を慈しむ灯を一人ひとりが持って、さらに灯を増やしていくことができれば、この世は希望の光に包まれることでしょう。

今の時代は自分さえよければいい風潮があるし、自立して競争することが期待されます。しかし、こうした生き方に限界があるのも昨今私たちは見ています。私たちは、互いに支え合う共生の理念で地域を作ることが求められています。認知症の人が暮らしやすい町は、共生の理念に基づきます。それは、日本が平和な国であることも条件としています。

このような町づくりは、認知症の人と家族の暮らしを支える上では最終の目標だと思っています。それには一人ひとりに考えが染み渡り、努力して作るほかありません。まじめに地味にやっていくことです。

第4章 チェックリスト

- □ 人生100年時代、認知症患者はこれからも増えていく

- □ 日本が長寿社会のモデルとなるべく、一刻も早い認知症対策を

- □ 認知症の人が人格を十分に尊重されたケアを受けているかが、介護の質や症状に関係する

- □ 診断や治療にばかりとらわれず、「その人」を見るようにする

- □ 認知症を含むみんなのために、ぬくもりの通う交流のある社会を目指す

あとがきにかえて

父・長谷川和夫は80歳を過ぎて再び臨床の現場に戻り、心療内科で認知症の方やご家族とお話しをする機会をとても喜んでいました。

たくさんの事を患者さんとそのご家族から学んだよ。宝物なんだ、と話していました。そうした思いもこの本の言葉に散りばめられていると感じます。また、自分と同じ世代の患者さんとは過ごしてきた時代が一緒だからね。いろいろ話が合うんだ。楽しいよ、とも言っていました。

父自身が認知症になりましたが、その受け止めはとても自然で穏やかでした。コロコロと父の近くで笑い、時には父お気に入りのベートーベンの「悲愴第2楽章」をピアノで弾きながら「もうすぐ悲愴になるわよね」などと毒舌?とも思えるようなジョークを飛ばす母が、今も何よりの支えになっていると思います。最近、母が見えなくなると不安になることがあるみたいで、まるで自分の存在を母によって確認しているのではないかと思える時もあります。父は小さなアクシデントを起こすこともありますが、母は父を心から信頼して、まだ頼りにしているところがあります。その思いを父は嬉しく感じているのではないでしょうか。

人と人は温かい絆で結ばれてこそ、日々感謝の気持ちで過ごせるのかと2人を見ていて思います。支えて下さる周りの方のお力を借りて、少しでも長く2人の優しい時間が続くことを祈ります。

2020年7月　長女　**南髙まり**（精神保健福祉士）

長谷川和夫

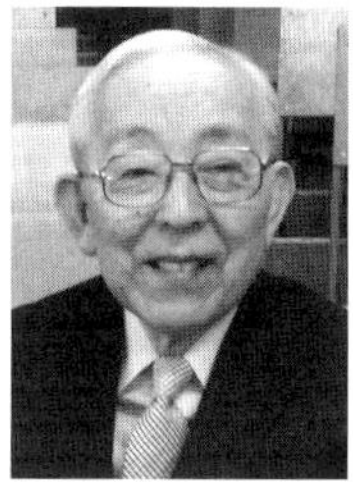

認知症介護研究・研修東京センター名誉センター長。聖マリアンナ医科大学名誉教授。1929年愛知県生まれ。東京慈恵会医科大学卒業。1974年「長谷川式簡易知能評価スケール」を開発。1991年に改訂。医療だけでなく、パーソン・センタード・ケアの普及、啓発、教育に尽力。「痴呆」から「認知症」への名称変更の立役者。2017年に自らが認知症であることを公表。

●編集協力　Being

認知症介護研究・研修東京センターにおける認知症介護指導者修了生の同窓会ネットワーク組織。長谷川先生の思いを受け継ぐ認知症ケア専門職として全国でケアを実践。行政の認知症施策に関与、後輩の指導などにあたっている。

●協力
今井幸充（医療法人社団翠会 和光病院院長）

●制作スタッフ

制　作	中野一気・六原ちず（中野エディット）
構成協力	麻生 晴一郎
装　丁	石間 淳
装　画	Cato Friend
カバー写真	浅田悠樹
本文デザイン・DTP	下舘洋子（bottomgraphic）

認知症でも心は豊かに生きている
認知症になった認知症専門医 長谷川和夫100の言葉

2020年8月10日　初版発行
2022年10月20日　初版第5刷発行
著　者　長谷川和夫
発行者　荘村明彦
発行所　中央法規出版株式会社
〒110-0016　東京都台東区台東3-29-1　中央法規ビル
TEL 03-6387-3196
https://www.chuohoki.co.jp/
印刷・製本　図書印刷株式会社

ISBN978-4-8058-8190-3
定価はカバーに表示してあります。
落丁本・乱丁本はお取り替えいたします。